BEI GRIN MACHT SICH IHR WISSEN BEZAHLT

AF141207

- Wir veröffentlichen Ihre Hausarbeit,
  Bachelor- und Masterarbeit

- Ihr eigenes eBook und Buch -
  weltweit in allen wichtigen Shops

- Verdienen Sie an jedem Verkauf

Jetzt bei www.GRIN.com hochladen und kostenlos publizieren

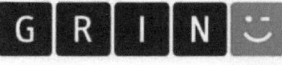

Soziale Arbeit und Gesundheit. Sozialmedizin, Arbeitsmedizin und Rehabilitation

Lea Biechele

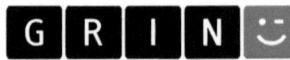

Bibliografische Information der Deutschen Nationalbibliothek:

Die Deutsche Nationalbibliothek verzeichnet diese Publikation in der Deutschen Nationalbibliografie; detaillierte bibliografische Daten sind im Internet über http://dnb.d-nb.de abrufbar.

ISBN: 9783346768537
Dieses Buch ist auch als E-Book erhältlich.

© GRIN Publishing GmbH
Nymphenburger Straße 86
80636 München

Druck und Bindung: Books on Demand GmbH, Norderstedt Germany
Gedruckt auf säurefreiem Papier aus verantwortungsvollen Quellen

Das Buch bei GRIN: https://www.grin.com/document/1301018

Sonderprüfung Einsendeaufgabe

Modul: Soziale Arbeit und Gesundheit

Studiengang: Soziale Arbeit

von

Lea Sophie Biechele

Inhaltsverzeichnis

Abkürzungsverzeichnis

ArbSchG	= Arbeitsschutzgesetz vom 7. August 1996 (BGBl. I S. 1246), das zuletzt durch Artikel 293 der Verordnung vom 19. Juni 2020 (BGBl. I S. 1328) geändert worden ist
ArbZG	= Arbeitszeitgesetz vom 6. Juni 1994 (BGBl. I S. 1170, 1171), das zuletzt durch Artikel 8 u. Artikel 11 Absatz 2 Satz 2 des Gesetzes vom 27. März 2020 (BGBl. I S. 575) geändert worden ist
ASiG	= Gesetz über Betriebsärzte, Sicherheitsingenieure und andere Fachkräfte für Arbeitssicherheit vom 12. Dezember 1973 (BGBl. I S. 1885), das zuletzt durch Artikel 3 Absatz 5 des Gesetzes vom 20. April 2013 (BGBl. I S. 868) geändert worden ist
BAR	= Bundesarbeitsgemeinschaft für Rehabilitation
BI	= Barthel-Index
bzgl.	= bezüglich
d.h.	= das heißt
EntgFG	= Entgeltfortzahlungsgesetz vom 26. Mai 1994 (BGBl. I S. 1014, 1065), das zuletzt durch Artikel 9 des Gesetzes vom 22. November 2019 (BGBl. I S. 1746) geändert worden ist
evtl.	= eventuell/e
FRB	= Frühreha-Barthel-Index
FRI	= Frühreha-Index
GG	= Grundgesetz für die Bundesrepublik Deutschland in der im Bundesgesetzblatt Teil III, Gliederungsnummer 100-1, veröffentlichten bereinigten Fassung, das zuletzt durch Artikel 1 des Gesetzes vom 15. November 2019 (BGBl. I S. 1546) geändert worden ist
ggf.	= gegeben Falls

ICF	= Internationale Klassifikation der Funktionsfähigkeit, Behinderung und Gesundheit
JArbSchG	= Jugendarbeitsschutzgesetz vom 12. April 1976 (BGBl. I S. 965), das zuletzt durch Artikel 3 des Gesetzes vom 12. Dezember 2019 (BGBl. I S. 2522) geändert worden ist
LE	= Leistungserbringer
MDK	= Medizinischer Dienst der Krankenversicherung
MuSchG	= Mutterschutzgesetz vom 23. Mai 2017 (BGBl. I S. 1228), das durch Artikel 57 Absatz 8 des Gesetzes vom 12. Dezember 2019 (BGBl. I S. 2652) geändert worden ist
SGB V	= Das Fünfte Buch Sozialgesetzbuch – Gesetzliche Krankenversicherung – (Artikel 1 des Gesetzes vom 20. Dezember 1988, BGBl. I S. 2477, 2482), das zuletzt durch Artikel 311 der Verordnung vom 19. Juni 2020 (BGBl. I S. 1328) geändert worden ist
SGB IX	= Neuntes Buch Sozialgesetzbuch vom 23. Dezember 2016 (BGBl. I S. 3234), das zuletzt durch Artikel 8 des Gesetzes vom 14. Dezember 2019 (BGBl. I S. 2789) geändert worden ist
WHO	= Weltgesundheitsorganisation
z.B.	= zum Beispiel

Abbildungsverzeichnis

Tabellenverzeichnis

Anlagenverzeichnis

Vorwort

Aus Gründen der besseren Lesbarkeit wird in dieser Einsendeaufgabe auf das Gendern verzichtet, gemeint sind natürlich stets alle Geschlechter.

Teilaufgabe 1

„Die Sozialmedizin umfasst die Untersuchung der Häufigkeiten und der Verteilung der Volkskrankheiten im Zusammenhang mit der sozialen und natürlichen Umwelt, sowie der Organisation des Gesundheitswesens einschließlich der Einrichtungen der sozialen Sicherung, der Begutachtung und der wissenschaftlichen Bewertung." (Antwerpes & Hircin, 2018) Sie ist für die Gesellschaft von besonderer Bedeutung, da sie neben medizinischen Aspekten auch soziale und wirtschaftliche Aspekte in ihr Handeln integriert. Neben der kurativen Behandlung des Menschen stellt sie vor allem Ursachenforschung, die Entwicklung von Präventionsmaßnahmen und die Bewerkstelligung von Gesundheitsproblemen und deren sozialen Folgen für die Bevölkerung in den Mittelpunkt ihres Erkenntnisinteresses. Die Epidemiologie ist eines der wichtigsten Instrumente der Sozialmedizin (Antwerpes & Hircin, 2018). Sie stellt verschiedene Methoden zur Verfügung die es ermöglichen die Verteilung von Krankheiten, deren Verlauf und dafür verantwortliche Faktoren zu analysieren. Die Ergebnisse dieser Forschungen sind die Grundlage dafür, Präventionsmaßnahmen abzuleiten und deren Wirksamkeit anschließend evaluieren zu können (Kreienbrock et al., 2012, S. 1). Nachfolgend werden nun drei typische Studienformen erläutert, die im Rahmen der Sozialmedizin zu diesem Zweck häufig Anwendung finden.

Kohortenstudien

Als Kohorte bezeichnet man im Kontext einer epidemiologischen Studie eine Gruppe von Menschen, die über einen gewissen Zeitraum bzgl. Krankheits- oder Todesfällen beobachtet wird. Andere Bezeichnungen für Kohortenstudien sind z.B. Follow-up- oder Longitudinalstudien. Eine Voraussetzung hierbei ist, dass die Mitglieder der Kohorte zu Beginn der Beobachtung unter dem Risiko stehen, an der jeweils untersuchten Krankheit zu erkranken. Bereits erkrankte Individuen sind von vorneherein auszuschließen (Kreienbrock et al., 2012, S. 96).

Häufig gibt es innerhalb einer Kohortenstudie mehrere Kohorten die sich hinsichtlich eines bestimmten Faktors unterscheiden. Die Studienpopulation wird dann in eine exponierte Risikogruppe und eine nicht exponierte Vergleichsgruppe unterteilt. Sind die beiden Kohorten sonst in allen anderen Eigenschaften gleich oder zumindest sehr ähnlich, kann der Ausbruch der Krankheit in Bezug zu diesem potenziell krankheitsverursachenden Faktor gesetzt werden (Högel, 2014, S. 57).

Abbildung 1 zeigt die Struktur einer Kohortenstudie mit Aufteilung der Studienpopulation in eine exponierte Risikogruppe (Raucher) und eine nicht exponierte Vergleichsgruppe (Nichtraucher). Dies geschieht am Beispiel der zu untersuchenden Krankheit „Lungenkrebs", in Bezug auf den Faktor „Rauchen", im gegebenen Beobachtungszeitraum.

Abbildung 1: Struktur und Beispiel Kohortenstudie

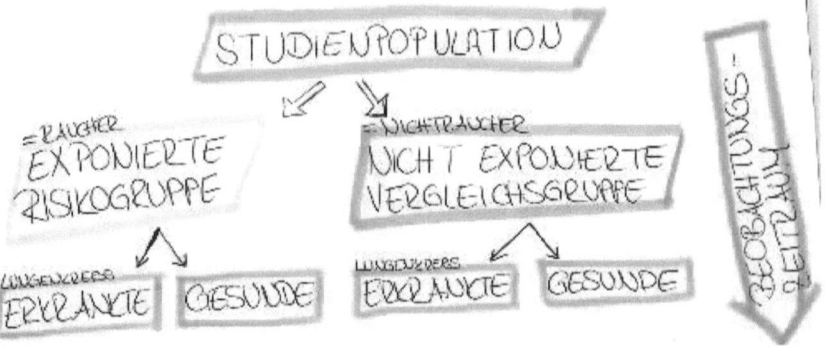

Quelle: Eigene Darstellung in Anlehnung an Kreienbrock, Pigeot & Ahrens, 2012, S. 97

Bei Kohortenstudien mit langer Beobachtungsdauer ist oft mit wechselnden Expositionen zu rechnen, z.B. kann ein Raucher zu jeder Zeit mit dem Rauchen aufhören (Högel, 2014, S. 57). Kohortenstudien sind meist prospektiv, d.h. die Datenerhebung findet in der Gegenwart statt. Es gibt jedoch auch eine Sonderform, die historisch-prospektiven Kohortenstudien, bei denen die Daten mit Hilfe von Aufzeichnungen aus der Vergangenheit erhoben werden. Solche Studien sind meist in der Arbeitswelt vertreten (Kreienbrock et al., 2012, S. 99).

Vorteile von Kohorten-Studien

Kohorten-Studien besitzen trotzt ihrer qualitativen Natur ein hohes Maß an Evidenz, wenn es darum geht die ursprüngliche Hypothese der Forschung zu überprüfen. Diese Tatsache steigert die Objektivität der Ergebnisse dieses Studienmodells nachweislich (Kreienbrock et al., 2012, S. 104). Ein weiterer Vorteil von Kohorten-Studien ist mit Sicherheit auch die Möglichkeit die Entwicklung einer Krankheit zu verfolgen und die Verdeutlichung der Expositions-Wirkungs-Beziehung. Die Größe der meisten Stichproben von Kohorten Studien ermöglicht die Generalisierbarkeit der Ergebnisse und die Beobachtung gleich mehrerer Zielgruppen (Halber, 2018, S. 22). Außerdem ermöglichen Kohorten-Studien detaillierte Beurteilungen des Gesundheitsrisikos durch spezifische Expositionen (Kreienbrock et al., 2012, S. 105).

Nachteile von Kohorten-Studien

Ein Nachteil von Kohorten-Studien besteht darin, dass sie sich wenig für die Erforschung von seltenen Krankheiten eignen. Zudem sind sie meist sehr zeit- und kostenintensiv. Die oft langen Zeitspannen der Studien sind Grund dafür, dass das Ausscheiden von Studienteilnehmern häufiger vorkommt als bei anderen Studienmodellen. Einen zusätzlichen Nachteil birgt die Tatsache, dass sich die Rahmenbedingungen der Studie mit der Zeit verändern können und deren Ergebnisse dadurch verfälscht werden. In einigen Fällen verliert sogar die anfänglich aufgestellte Hypothese an Relevanz (Kreienbrock et al., 2012, S. 105–106).

Fall-Kontroll-Studien

Im Gegensatz zu Kohorten-Studien gehen Fall-Kontroll-Studien nicht von der Exposition, sondern von der Erkrankung aus und ermitteln dann retrospektiv welchen Expositionen die Teilnehmer der Studie vor Beginn der Krankheit ausgesetzt waren. Somit können potenzielle Gesundheitsrisiken analysiert werden. Die Studienteilnehmer werden hierzu in zwei Gruppen aufgeteilt. Zum einen in die Gruppe der „Fälle" (Erkrankte) und zum anderen in die Gruppe der Kontrollen (Gesunde), vor dem Hintergrund einer zeitlich vorangegangenen Exposition (vgl. Abbildung 2). Die Gruppe der Kontrollen sollte aus der gleichen Population stammen wie die der Fälle und mit Ausnahme der Erkrankung viele Gemeinsamkeiten hinsichtlich soziodemographischer Merkmale aufweisen. Die Auswahl der Teilnehmer darf nicht abhängig vom jeweiligen Expositionsstatus erfolgen (Kreienbrock et al., 2012, S. 88–89).

Abbildung 2: Fall-Kontroll-Studie

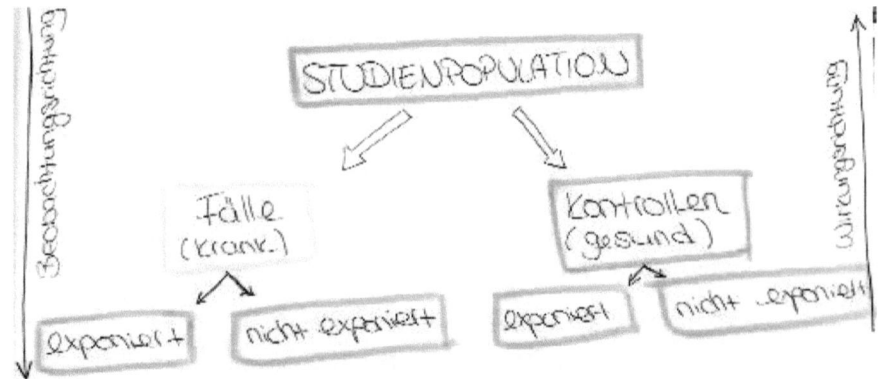

Quelle: Eigene Darstellung in Anlehnung an Kreienbrock, Pigeot & Ahrens, 2012, S. 88

Vorteile von Fall-Kontroll-Studien

Das Modell der Fall-Kontroll-Studie ist eng mit der Krebsforschung verknüpft, da es sich besonders für Krankheiten eignet die selten sind und/ oder lange Induktionszeiten aufweisen. Dies rührt daher, dass Fall-Kontroll-Studien vergangenheitsbezogen betrachtet werden und die benötigten Daten aus Registern oder von Spezialkliniken übernommen werden können. Ein weiterer Vorteil liegt darin,

dass sie im Vergleich zu Kohorten-Studien eine relativ kurze Studiendauer aufweisen, was wiederum geringere Kosten bedeutet (Kreienbrock et al., 2012,
S. 94–95). Außerdem ist auf Seiten der Studienteilnehmer kein Risiko in Kauf zu
nehmen, da die Erkrankung bereits besteht und bei der Auswertung bereits vor-
handene Daten verwendet werden (Halber, 2018, S. 23).

Nachteile von Fall-Kontroll-Studien

Ein Nachteil von Fall-Kontroll-Studien besteht darin, dass sich die Daten nicht
beeinflussen lassen. Außerdem gestaltet sich die Bestimmung möglicher Expositionen als wenig objektiv, da sie auf den Selbstangaben der Studienteilnehmer
basieren. Hinzu kommt die Tatsache dass manche Expositionen (wie z.B. Pas-
sivrauchen) meist gar nicht von den Teilnehmern der Studie wahrgenommen o-
der beachtet werden, was das Ergebnis wiederum verfälschen kann. Zusätzlich
erweisen sich die Auswahl einer geeigneten Vergleichsgruppe und die gleichmä-
ßige Standardisierung der Datenerhebung bei Fällen und Kontrollen oft als kom-
pliziert. Diesem Manko kann nur durch sorgfältige Planung, Durchführung und
Ausführung der Studie entgegengewirkt werden (Kreienbrock et al., 2012, S. 95–
96).

Querschnittsstudien

Querschnittsstudien werden dafür eingesetzt die aktuelle Häufigkeit von Erkrankungen und Risikofaktoren, unabhängig vom Zeitpunkt ihres Eintrittes, innerhalb
einer Population an einem bestimmten Stichtag zu erfassen. Sie werden deshalb
auch „Prävalenzstudien" genannt. Aus der Studienpopulation werden einzelne
Individuen ausgewählt bei denen Krankheitsstatus und frühere, sowie gegenwär-
tige, Expositionsbelastungen gleichzeitig erhoben werden (vgl. Abbildung 3).
Diese Auswahl geschieht dabei meist durch Zufallsprinzip (Kreienbrock et al.,
2012, S. 83–84). Querschnittsstudien werden häufig in Kohorten-Studien verwendet um sogenannte „Baseline-Charakteristika" – die Eigenschaften der Studienteilnehmer zu Beginn der Studie – zu ermitteln und zu beschreiben (Halber,

2018, S. 24). Querschnittsstudien eignen sich vor allem bei Krankheiten mit kurzer Induktionszeit (z.B. Asthmasymptomatik bei Pollenflug), da die Zeitspanne zwischen Exposition und Krankheitsausbruch häufig groß ist. Ein weiterer wichtiger Punkt neben der Beschreibung des Ist-Zustandes ist auch die Generierung von Hypothesen mit Hilfe von Querschnittsstudien (Kreienbrock et al., 2012, S. 84). Ein klassisches Beispiel für eine Querschnittsstudie ist der von 1997 bis 1999 durchgeführte Bundesgesundheitssurvey, der die erste gesamtdeutsche Untersuchung des Gesundheitszustandes der Erwachsenenbevölkerung im Land darstellte (Robert Koch Institut, 2012).

Abbildung 3: Querschnittsstudie

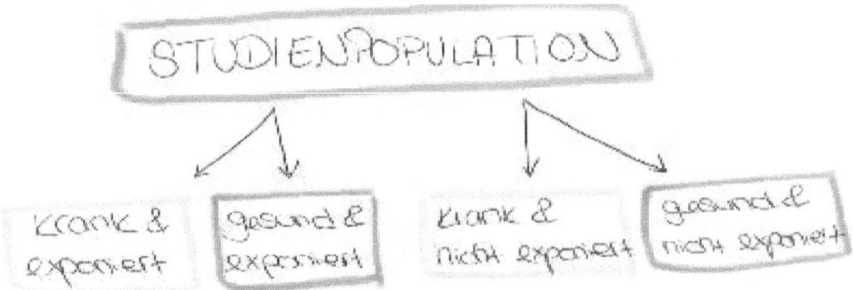

Quelle: Eigene Darstellung in Anlehnung an Kreienbrock, Pigeot & Ahrens, 2012, S. 84

Vorteile von Querschnittsstudien

Mit einer repräsentativen Zufallsauswahl können die Ergebnisse der untersuchten Population auf die gesamte Studienpopulation übertragen werden. Außerdem sind Querschnittsstudien von relativ kurzer Dauer, was wiederum die Kosten der Studien senkt. Querschnittsstudien eignen sich bei akuten Erkrankungen sogar dafür Ursachenforschung zu betreiben. Die meisten Vorteile bieten sie bei häufiger auftretenden, lange andauernden Krankheiten und Risikofaktoren bzgl. Dauergewohnheiten wie z.B. dem Rauchen, dem Arbeitsplatz oder dem (Wohn-)Umfeld (Kreienbrock et al., 2012, S. 87)

Nachteile von Querschnittsstudien

Ein Nachteil von Querschnittsstudien besteht darin, dass sie für seltene Krankheiten nur bedingt verwendet werden können, da sehr große Studienkollektive einschlossen werden müssen, um eine repräsentative Aussage machen zu können. Außerdem ist aufgrund der Prävalenzerhebung die zeitliche Abfolge von Exposition und Krankheit nicht ersichtlich. Dies kann dazu führen, dass Expositionen die Auswirkungen auf das Entstehen der Krankheit hatten, nicht (genügend) berücksichtigt werden (Kreienbrock et al., 2012, S. 87).

Teilaufgabe 2

„Arbeitsmedizin befasst sich mit der Untersuchung, Bewertung und Beeinflussung der Wechselbeziehungen zwischen Arbeitsanforderungen, -bedingungen und-organisation (Belastung) auf der einen und dem Menschen, seiner Gesundheit, Arbeits- und Beschäftigungsfähigkeit, Gesundheitsgefahren und –störungen (Beanspruchung) auf der anderen Seite." (Baur, 2013, S. 4) Die Arbeitsmedizin kann also als medizinisches Fachgebiet verstanden werden das sich nicht vorrangig der Therapie von Krankheiten, sondern eher der Krankheitsprävention am Arbeitsplatz widmet. Neben der Primärprävention stehen außerdem die Sekundärprävention in Form von Vorsorgeuntersuchungen zur Ermittlung von Krankheiten und die Tertiärprävention (vgl. Abbildung 4) zur betrieblichen Wiedereingliederung im Fokus dieses Handlungsfeldes (IG Metall Vorstand, 2009, S. 18–19). Ziel ist es vor allem Arbeitsunfällen, Berufskrankheiten und arbeitsbedingten Erkrankungen vorzubeugen (Halber, 2018, S. 158).

Abbildung 4: Aufgabenbereich Arbeitsmedizin

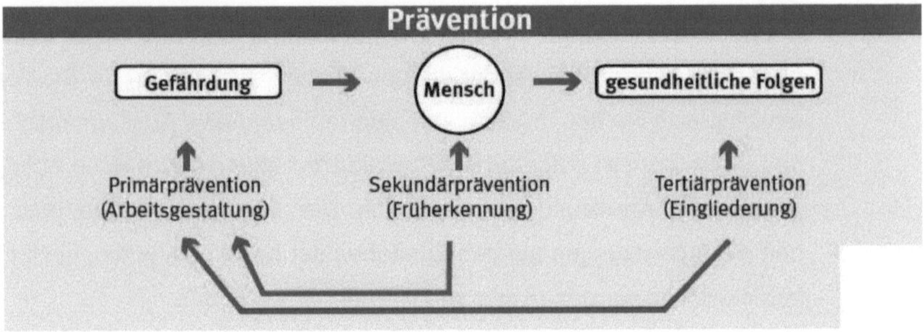

Quelle: IG Metall Vorstand, 2009, S. 19

Die Arbeitsmedizin baut auf dem Recht auf Leben und körperliche Unversehrtheit (Art. 2 Abs. 2 GG) auf und wird durch zahlreiche Gesetzesgrundlagen ausgestaltet. Darunter zählen z.B. das Arbeitssicherheitsgesetz (ASiG), das Arbeitsschutzgesetz (ArbSchG), das Entgeltfortzahlungsgesetz (EntgFG), das Jugendarbeitsschutzgesetz (JArbSchG) oder das Mutterschutzgesetz (MuSchG). Innerhalb der Sozialgesetzbücher beziehen sich vor allem SGB V (Gesetzliche Krankenversicherung) und SGB IX (Rehabilitation und Teilhabe behinderter Menschen) auf arbeitsmedizinische Aspekte (Ebner, Gminski & Zimmer, 2014, S. 102–107). Nachfolgend soll auf die Inhalte der genannten Gesetze und die daraus resultierenden Aufgaben für die Arbeitsmedizin genauer eingegangen werden.

Arbeitssicherheitsgesetz (ASiG)

Das ASiG ist das Gesetz über Betriebsärzte (im Folgenden auch „Arbeitsmediziner"), Sicherheitsingenieure und andere Fachkräfte für Arbeitssicherheit und maßgebend dafür verantwortlich, dass der Arbeitgeber zum Schutz der Mitarbeiter und zur Sicherheit am Arbeitsplatz entsprechendes Fachpersonal zu beschäftigen hat. Das Fachpersonal ist dafür verantwortlich, dass die Sicherheitsbestimmungen im Betrieb adäquat angewendet, arbeitsmedizinische und sicherheitstechnische Erkenntnisse im Sinne einer Unfallverhütung umgesetzt werden und die angewandten Maßnahmen schlussendlich auch die gewünschte Wirkung erzielen (Ebner et al., 2014, S. 102).

Arbeitsschutzgesetz (ArbSchG)

Die Durchführung von Maßnahmen des Arbeitsschutzes im Sinne der Beschäftigten eines Unternehmens ist Mittelpunkt des Arbeitsschutzgesetzes. Ziel ist hierbei die Sicherung und Verbesserung der Gesundheit. Die Arbeitsbedingungen unterliegen Gefährdungsbeurteilungen. Der Arbeitgeber hat die Pflicht seine Mitarbeiter regelmäßig im Sinne des ArbSchG zu unterweisen (Ebner et al., 2014, S. 102).

Entgeltfortzahlungsgesetz (EntgFG)

Dieses Gesetz regelt die Fortzahlung des Lohns bei einem krankheitsbedingten Ausfall. Demnach erhält der Arbeitnehmer ab dem ersten Krankheitstag bis zu sechs Wochen eine Fortzahlung des Lohnes in voller Höhe vom Arbeitgeber. Dies gilt sowohl für Vollzeit- als auch für Teilzeitkräfte. Bei andauernder Krankheit setzt nach sechs Wochen die Zahlung eines Krankengeldes von der gesetzlichen Krankenkasse ein (Ebner et al., 2014, S. 103).

Jugendarbeitsschutzgesetz (JArbSchG)

Das JArbSchG regelt den Beschäftigungsumfang von Minderjährigen im Betrieb. Darunter fallen z.B. das gesetzliche Mindestalter, die Arbeitszeiten, der Urlaubsanspruch, Regelungen bzgl. Mehrarbeit und der Umgang mit Gefahrenstoffen. Die gesundheitliche Betreuung von Jugendlichen ist in der Praxis so geregelt, dass vor Eintritt in ein Beschäftigungsverhältnis eines Jugendlichen unter achtzehn Jahren eine Erstuntersuchung durch einen Arbeitsmediziner stattfinden muss. Bis zur Vollendung des achtzehnten Lebensjahres müssen Folgeuntersuchungen jährlich stattfinden. Wenn aufgrund der Beschäftigungsart eine Gefährdung zu erwarten ist, können außerordentliche Nachuntersuchen angeordnet werden (Ebner et al., 2014, S. 106).

Mutterschutzgesetz (MuSchG)

Das MuSchG schützt Frauen während und nach der Schwangerschaft vor Gefahren am Arbeitsplatz wie schweren Arbeiten, giftigen Stoffen und Kündigung. Darüber hinaus regelt es z.B. die maximal zulässige Arbeitszeit schwangerer Frauen und gewährt stillenden Müttern eine „Stillzeit" am Arbeitsplatz, die sie sich selbst einteilen dürfen (Ebner et al., 2014, S. 106).

SGB V

Das SGB V regelt die Aufgaben der gesetzlichen Krankenversicherungen. Diese sind vor allem die Erhaltung, die Wiederherstellung und die Verbesserung des Gesundheitszustandes ihrer Versicherten. Das Krankengeld das ab der siebten Woche nach Beginn der Arbeitsunfähigkeit greift, ist abhängig vom Einkommen vor Beginn der Arbeitsunfähigkeit. Es beträgt 70 % des letzten monatlichen Brutto- und maximal 90 % des letzten Nettoeinkommens (Ebner et al., 2014, S. 104).

SGB IX

Dieses Gesetzbuch regelt die Teilhabe von Menschen mit Behinderung im (Berufs-)Alltag. Dazu zählen körperliche, geistige und psychische Behinderungen sowie Sinnes-, Sprach- und Lernbehinderungen. Hier kann z.B. die Pflicht des Arbeitgebers eine Schwerbehindertenquote von mind. 5 % aller Arbeitsplätze einzuhalten (§ 154 SGB IX) genannt werden (Ebner et al., 2014, S. 105).

Im Weiteren wird nun spezifisch auf Maßnahmen eingegangen, die von Arbeitsmedizinern durchgeführt werden.

Arbeitsmediziner agieren als Ärzte in Betrieben. Für sie gelten dieselben Regeln bzgl. Weisungsfreiheit und Schweigepflicht wie für „normale" Ärzte. Dies bildet das Fundament für ein seriöses und moralisch richtiges ärztliches Handeln im betrieblichen Alltag (Bundesministerium für Gesundheit und Soziales, 2014). Aus

dem ASiG lassen sich eine Vielzahl von Maßnahmen für Arbeitsmediziner ablei-
ten. Dazu zählen spezielle Untersuchungen zum Gesundheitsschutz bei der Arbeit, die Erhebung der Arbeitsanamnese und der klinischen Anamnese sowie des
allgemeinen körperlichen Status bei speziellen Einwirkungen, Analysen im biolo-
gischen Material, Lungenfunktionsprüfungen, Spiroergometrie, Allergietests,
Seh- und Hörtests, radiologische Untersuchungen und die Veranlassung von
Schadstoffmessungen in der Arbeitsplatzatmosphäre. Auf der präventiven Seite
können zusätzlich noch unfall- und krankheitsverhindernde Maßnahmen und Ge-
sundheitsförderung genannt werden (Baur, 2013, S. 61–68).

Kooperationspartner eines Arbeitsmediziners sind sowohl Arbeitgeber und Betriebsrat als auch der Beschäftigte. Durch § 9 ASiG ist die Zusammenarbeit mit
dem Betriebsrat sogar verpflichtend festgehalten, dies gilt für die Mitarbeit beider
Parteien (IG Metall Vorstand, 2009, S. 24). Sie beinhaltet „die Unterrichtung über
wichtige Angelegenheiten des Arbeitsschutzes und der Unfallverhütung sowie
die Beratung des Betriebsrates durch den Arbeitsmediziner." (IG Metall Vorstand,
2009, S. 24)

Da (Arbeits-)Mediziner meist keine technischen Kenntnisse mitbringen, sollten
sie zu Beginn im Betrieb über die Gegebenheiten vor Ort aufgeklärt werden. Vor
allem die Zusammenarbeit mit der Fachkraft für Arbeitssicherheit (§ 10 ASiG)
trägt hierzu einen großen Teil bei. Als weitere Kooperationspartner deren Mit-
und vor allem Zusammenarbeit verpflichtend ist, können alle anderen Personen
genannt werden, die mit der technischen Sicherheit sowie dem Gesundheits- und
Umweltschutz beauftragt sind. Wichtige Voraussetzungen für die Arbeit als Arbeitsmediziner sind zudem Flexibilität, soziale Kompetenzen, Engagement und
aktive Mitarbeit (IG Metall Vorstand, 2009, S. 25).

Die „Deutsche Gesellschaft für Arbeitsmedizin und Umweltmedizin" hat zudem
Leitlinien zum ärztlichen Handeln nach dem allgemein anerkannten Stand von
Wissenschaft und Lehre sowie zur Qualitätssicherung der arbeitsmedizinischen
Diagnostik und Beurteilung erstellt, an denen sich Arbeitsmediziner orientieren
können.

Teilaufgabe 3

Rehabilitation meint in der Medizin die Wiederherstellung von physischen und psychischen Fähigkeiten eines Patienten nach einer Erkrankung, eines Traumas oder einer Operation. Die Patienten sollen mit Hilfe der Rehabilitation wieder dazu befähigt werden am Gesellschafts- und Arbeitsleben teilnehmen zu können. Um Erfolge erzielen zu können bedarf es der Zusammenarbeit vieler verschiedener Fachkräfte wie z.B. Ärzten, Pflegekräften, Physiotherapeuten, Ergotherapeuten, sowie Logopäden und Psychologen die gemeinsam an der Lösung dieser interdisziplinären Aufgabe beteiligt sind. Rehabilitation kann in drei verschiedenen Modellen erfolgen: stationär, teilstationär oder ambulant (Mehling, 2019).

Den Grundstein für die Rehabilitation legt aus rechtlicher Sicht das Grundgesetz in Deutschland, der 1. Artikel des GG beschreibt die Würde des Menschen als Unantastbar. In Art. 3 Abs. 3 GG ist das Grundrecht auf Schutz vor behinderungsbedingter Diskriminierung verankert. Art. 2 Abs. 2 S. 1 GG verpflichtet den Staat, sich für die Gesundheit seiner Bürger einzusetzen. Obwohl sich in den meisten der zwölf Sozialgesetzbücher Regelungen zum Thema Rehabilitation finden, ist doch das SGB IX in dieser Hinsicht am bedeutsamsten. Es beinhaltet alles rund um die Rehabilitation und Teilhabe behinderter Menschen. Die Begriffsbestimmung in § 2 SGB IX macht deutlich, das Rehabilitation auf dem bio-psycho-soziale Modell fußt, welches den Menschen als „Leib-Seele-Ganzheit" betrachtet. Krankheit wird hierbei nicht als statischer Zustand, sondern als dynamischer Prozess verstanden. Dies ist auch Grundlage für die „Internationale Klassifikation der Funktionsfähigkeit, Behinderung und Gesundheit" (engl. International Classification of Functioning, Disability and Health), die seit 2001 vermehrt für die Beurteilung der Beeinträchtigungen der Teilhabe durch Krankheit bzw. Gesundheitsprobleme eingesetzt wird (Cibis & Thielgen, 2018, S. 364–366).

In der Praxis wird sehr häufig das bio-psycho-soziale Modell der WHO angewandt, dass sich auf die Wechselwirkungen zwischen den Komponenten der ICF bezieht (vgl. Abbildung 5). Die Komponente des Gesundheitsproblems wird bei der Fallstrukturierung mit der Internationalen Klassifikation der Krankheiten und verwandter Gesundheitsprobleme, ebenfalls ein Klassifikationssystem der WHO, verknüpft. Die Manifestation der Krankheit findet im Körper statt und hat dadurch Einfluss auf die Körperfunktionen des Patienten. Dies wiederum hat Auswirkungen auf dessen Handlungen (Aktivitäten) und gesellschaftliche Konsequenzen. Umweltfaktoren und personenbezogene Faktoren können die Rehabilitation positiv (z.B. Unterstützung durch Angehörige, starker eigener Wille) oder negativ (z.B. negatives Selbstbild, Resignation) beeinflussen. Diese Wechselwirkungen machen deutlich, dass viele verschiedene Interventionsansätze im Verlauf einer Rehabilitation angewandt werden können und müssen um bestmögliche Ergebnisse zu erzielen (Cibis & Thielgen, 2018, S. 366). Anlage 1 veranschaulicht eine solche Fallstrukturierung und das Zusammenspiel der einzelnen Komponenten am Beispiel einer neurologischen Rehabilitation.

Abbildung 5: Wechselwirkungen zwischen den Komponenten der ICF

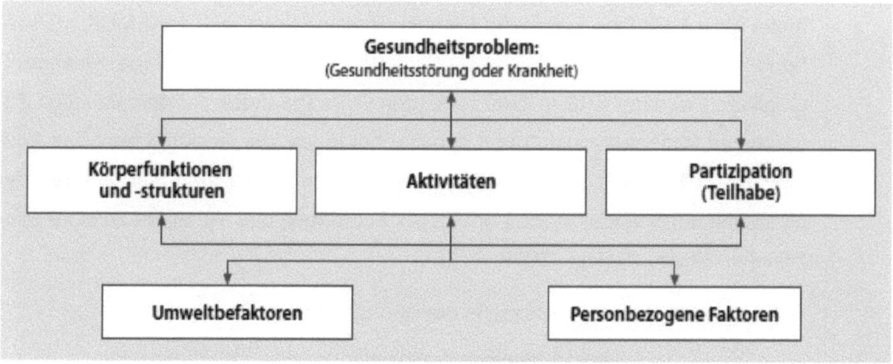

Quelle: WHO, 2001; zitiert nach Cibis & Thielgen, 2018, S. 366

In der neurologischen Rehabilitation geht es, noch mehr als sonst, neben der Zurückgewinnung verlorener physischer und psychischer Fähigkeiten vor allem um die Kompensation der Fähigkeiten, deren Wiederherstellung nicht (mehr) möglich ist. Hierbei können Methoden wie z.B. konsequentes Aufschreiben nach Gedächtnisverlust unterstützend eingesetzt werden. Die Patienten sollen so wenig Nachteile wie möglich „mit nach Hause nehmen", damit sie nach der Reha wieder bestmöglich am gesellschaftlichen Leben teilhaben können. Die Zusammenarbeit mit einem Sozialarbeiter hat sich diesbezüglich in der Vergangenheit als sehr wirksam und hilfreich erwiesen, vor allem auch anschließend an eine Reha. So kann der Patient z.B. bei Anträgen, Folgeuntersuchungen oder in Hinblick auf weitere Versorgungs- und Unterstützungsangebote begleitet und beraten werden (Pichler, 2018, S. 52).

Seit 1994 (Hömberg, 2010, 1246) orientiert sich die neurologische Rehabilitation am sogenannten „Phasenmodell". Entwickelt wurde es von der Bundesarbeits- gemeinschaft für Rehabilitation. Es bildet mit seinen sechs Phasen (A-E) einen neurologischen Akut- und Rehabilitationsplan als Arbeitsgrundlage für alle die am Prozess beteiligt sind (Rollnik, 2009, S. 14). Die Zuordnung eines Patienten zu den entsprechenden Phasen erfolgt dabei nicht chronologisch sondern entspre- chend der Ausprägung der Erkrankungsfolgen, der Art der Behinderung und de- ren Auswirkungen. Die Grenzen sind hierbei nicht als statisch, sondern als flie- ßend zu betrachten. Um die passende Phasenzuordnung zu erleichtern wurden verschiedene Instrumente zur Messung der Selbstversorgungsfähigkeiten und bereits erreichter Teilhabe entwickelt (Pichler, 2018, S. 50–51). Der Frühreha- Barthel-Index (vgl. Anlage 2) hat sich in den letzten Jahren als wichtigstes Hilfs- mittel für die Phasenzuordnung herauskristallisiert und wird vom MDK maßge- bend für die Entscheidung über die Genehmigung einer Maßnahme verwendet. Gegliedert wird der FRB in zwei Teile: den Frühreha-Index der den aktuellen Zu- stand des Patienten einstuft und den Barthel-Index, der Auskunft über das Aus- maß an Selbstständigkeit in verschiedenen Lebensbereichen gibt. Gemäß der Gesamtsumme beider Indices erfolgt die Zuordnung des Patienten zu einer spe- zifischen Phase (Rollnik, 2009, S. 16).

Abbildung 6 Behandlungspfade in der neurologischen Rehabilitation

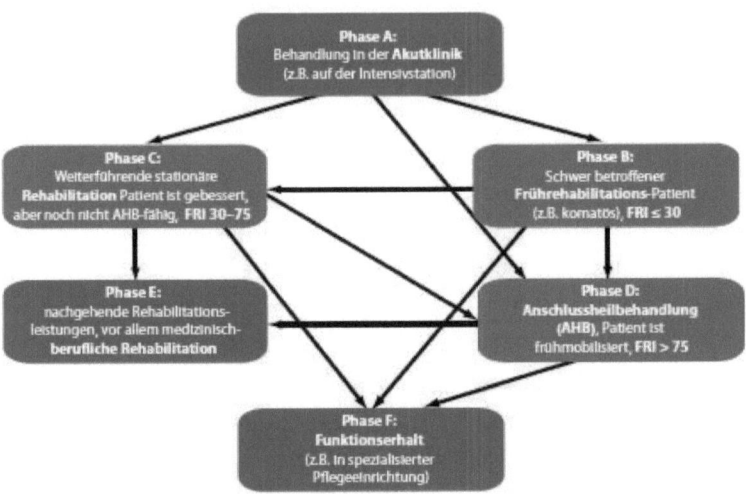

Quelle: Rollnik, 2009, S. 15

Phase A beschreibt die Akutbehandlungsphase direkt nach dem entsprechenden Ereignis und beinhaltet bereits einzelne Rehabilitationsmaßnahmen. Die Dauer hängt vom Grad der Erkrankung/ Verletzung ab. Hier geht es vor allem um die Stabilisierung der Vitalfunktionen und um evtl. notwendige operative Eingriffe (Bundesarbeitsgemeinschaft für Rehabilitation e.V. [BAR], 2007, S. 19). Anschließend werden die Patienten in die Phasen B-E weitergeleitet (Pichler, 2018, S. 51).

Phase B bezeichnet die Behandlungs-/ Rehabilitationsphase, in der die Patienten noch auf intensivmedizinische Behandlung angewiesen sind. Schwere Hirnfunktionsstörungen, Bewusstseinsstörungen jeglicher Art bis hin zum Wachkoma sind typische Gesundheitszustände in dieser Phase. Vegetative Symptome sind ebenfalls bekannt bei Patienten in Phase B. Hier können z.B. starkes Schwitzen, eine erhöhte Herzfrequenz oder motorische Unruhe genannt werden. Ein Monitoring für die Überwachung der wichtigsten Körperfunktionen (z.B. Herzschlag, Atmung) und die regelmäßige Überprüfung von Sauerstoff- und Kohlendioxidgehalt im Blut, sowie der Hirnfunktionen sind wichtige Maßnahmen die durchgeführt werden müssen. Der Patient ist vollständig auf fremde Hilfe angewiesen und muss intensiv gepflegt und stetig überwacht werden. Verwirrtheit und Weglauftendenz können Folgen von Hirnschädigungen sein und dürfen auf Grund der daraus resultierenden Selbst- und Fremdgefährdung nicht unterschätzt werden. Patienten in dieser Phase sind oft orientierungslos und in ihren Denk- und Handlungsabläufen beeinträchtigt. Der Behandlungszeitraum ist individuell unterschiedlich und kann bis zu zwölf Monate betragen (BAR, 2007, S. 19–22).

In **Phase C** befinden sich die Patienten in einer Behandlungs-/ Rehabilitationsphase in der sie bereits aktiv in der Therapie mitarbeiten können. Jedoch müssen sie immer noch kurativ-medizinisch betreut werden und haben einen hohen Pflegebedarf. Die Patienten sollen so gut wie möglich dazu befähigt werden wieder selbstständig an den Aktivitäten des täglichen Lebens teilnehmen zu können. Dies beinhaltet z.B. das selbstständige waschen des Körpers oder die selbstständige Zubereitung einfacher Mahlzeiten (Pichler, 2018, S. 51). Die Behandlung dauert in der Regel neun bis zwölf Monate, wobei beachtet werden muss, dass die Therapie abgebrochen werden sollte, wenn über acht bis zehn Wochen keine Erfolge erzielt werden. Der Patient muss dann in eine andere Phase ein-geordnet werden (BAR, 2007, S. 25). Tabelle 1 stellt die Ziele der Phasen B und C zur Veranschaulichung gegenüber.

Tabelle 1: Ziele in den Phasen B und C

Ziele in Phase B	Ziele in Phase C
- Besserung des Bewusstseinszu-stands, Herstellen der Kommunikati-ons- und Kooperationsfähigkeit und beginnende Mobilisierung.	- Selbständigkeit bei den Aktivitäten des täglichen Lebens.
- Minderung des Ausmaßes von Schä-digungen des zentralen und periphe-ren Nervensystems.	- Wiederherstellung grundlegender Funktionen des Nervensystems wie z.B. Antrieb, Affekt, Motivation, Orien-tierung.
- Vermeidung sekundärer Komplikati-onen.	- Festlegung eines Langzeittherapie-plans.
- Klärung des Rehabilitationspotenzi-als.	- Klärung des Rehabilitationspotenzi-als und der Langzeitperspektive.
- Planung und Einleitung der weiteren Versorgung.	- Planung und Einleitung der weiteren Versorgung.

Quelle: Hömberg, 2010, 1248

Die Rehabilitationsphase nach Abschluss der Frühmobilisation findet in **Phase D** statt. Es ist keine Voraussetzung erst die Phasen B und C zu durchlaufen um in Phase D zu gelangen. Je nach Erkrankung/ Verletzung kann im Anschluss an Phase A, direkt Phase D erfolgen. Patienten in dieser Phase versuchen sich best-möglich auf ein selbstständiges Leben zu Hause im Alltag und im Berufsleben vorzubereiten (Pichler, 2018, S. 51). Vor Eintritt in Phase D ist zudem abzuklären, ob diese noch stationär durchzuführen ist oder ob eine ambulante Reha in Frage kommt. Bei Bedarf können Therapiemaßnahmen aus den Phasen B und C fort-geführt werden. Zusätzlich sollten vermehrt Elemente wie Gruppenverhalten, Selbsthilfetraining und Freizeitaktivitäten herangezogen werden. Phase D wird auch die medizinisch-schulisch/ berufliche Phase genannt, da sie Maßnahmen zur beruflichen Wiedereingliederung wie die Arbeitstherapie oder die Belastungs-erprobung einsetzt. Im Fokus dieser Phase steht vor allem die Förderung von Aktivität und Partizipation entsprechend der ICF der WHO. Die Behandlungs-dauer fällt auch in dieser Phase sehr individuell aus und kann sich von einem Zeitraum von vier Wochen bis zu über einem Jahr erstrecken (BAR, 2007, S. 26–34).

Die (meist ambulante) Nachsorge ist Inhalt von **Phase E**. Patienten in dieser Phase leben in der Regel wieder zu Hause, sind (mit Hilfsmitteln) wieder mobil und haben sich erfolgreich zurück ins Leben gekämpft. Der Mittelpunkt dieser Phase ist, den Patienten wieder die Teilhabe an Familie, Gesellschaft und Arbeit zu ermöglichen (Pichler, 2018, S. 51–52). Hier setzen Maßnahmen wie Reintegration ins Berufsleben, Coaching und Kraftfahrzeughilfe an (Reuther, Hendrich, Kringler & Vespo, 2012, S. 427–428). Phase E ist auch gekennzeichnet durch das Zurücktreten der medizinischen Hilfsbedürftigkeit. Neurologische Beratung und Überwachung und psychologische Betreuung sollten jedoch weiterhin gegeben sein, damit die Verordnung notwendiger Behandlungen erfolgen kann. Dies geschieht jedoch in viel geringerem Maß als zuvor (BAR, 2007, S. 34–35).

In **Phase F** befinden sich Patienten, die auf Dauerpflege in spezialisierten Pflegeeinrichtungen angewiesen sind (Rollnik, 2009, S. 16). Der Verbleib der Patienten in der Langzeitpflege und in Behandlung mit unterstützenden, betreuenden und/oder zustandserhaltenden Maßnahmen muss nicht bedeuten, dass die Wiederaufnahme in eine andere Rehabilitationsphase unmöglich ist. Dies muss auch regelmäßig vom Personal und den entsprechenden Fachkräften überprüft werden. Gängige Maßnahmen sind Grundpflege, aktivierende Pflege und medizinisch-therapeutische Leistungen durch ein interdisziplinäres Ärzte- und Pflegerteam, soziale Betreuung und die Beratung der Angehörigen. Eine zeitliche Begrenzung für Phase F ist nicht vorgesehen, insofern der Patient nicht durch Verbesserung seines Zustandes in eine andere Phase eingegliedert wird (BAR, 2007, S. 42–43).

Anschließend soll noch näher auf die Aufgaben der einzelnen Leistungserbringer einer Rehabilitation, incl. des Patienten, eingegangen werden. Dazu kann der Reha-Prozess in sieben Prozessphasen aufgeteilt werden (BAR, 2019). Diese sind:

1. Bedarfserkennung:

Hier sind die Mitarbeit und die interdisziplinäre Zusammenarbeit aller Akteure des Reha-Prozess gem. §§ 3,10,13 der Reha-Vereinbarungen der BAR gefragt. Die LE, in Zusammenarbeit mit dem Patienten, müssen (neue) Bedarfe erkennen. Dies gilt nicht nur vor sondern auch während der Durchführung der aktuellen

Leistungen. Sie geben dem Patienten Hilfestellung bei der Antragstellung und stehen ständig in engem Kontakt mit den Reha-Trägern. Sie sind zudem das Bindeglied zwischen den Trägern, dem Patienten und seinen Angehörigen, welche ebenfalls aktiv bei der Bedarfserkennung miteinbezogen werden sollten (BAR, 2019, S. 20–29).

2. Zuständigkeitsklärung

Die LE müssen darüber informiert sein wer „leistender Reha-Träger" ist. Dieser ist dann z.B. Ansprechpartner bei Anregungen zur Änderung oder Anpassung des Teilhabeplans des Patienten. Der leistende Reha-Träger ist ebenfalls Ansprechpartner für den Patienten (BAR, 2019, S. 29–33).

3. Bedarfsermittlung und Bedarfsfeststellung

Die umfassende Bedarfsfeststellung ist zwar Aufgabe des leistenden Reha-Trägers, jedoch können sie die LE für Assessments, Diagnostik und Eignungsabklärungen beauftragen. Die LE führen zu Beginn der Leistungsdurchführung auf Grundlage der Bedarfsfeststellung der Reha-Träger eine eigene Bedarfsermittlung durch, um die Teilhabeziele und Leistungen genauer zu definieren (BAR, 2019, S. 35–47).

4. Teilhabeplanung

Die LE informieren den Patienten über den Teilhabeplan. Dieser hat im Vorfeld die Möglichkeit sich an der Erstellung dieses Planes zu beteiligen und Wünsche (z.B. bzgl. des Ortes der Reha-Klinik) zu äußern (§ 19 Abs. 2 Satz 2 Nr. 7 SGB IX). LE können die Durchführung einer Teilhabeplankonferenz anregen und ihre Teilnahme dabei, als Vertrauensperson für den Patienten, vorschlagen. Unter strenger Berücksichtigung des Datenschutzes können sie außerdem, falls notwendig, dem zuständigen Reha-Träger Sachverhalte mitteilen, die die Anpassung des Teilhabeplans erforderlich machen. Auf Wunsch des Patienten können die LE in der Eingliederungshilfe als Vertrauensperson in das Gesamtplanverfahren miteinbezogen werden. Im Rahmen der öffentlichen Jugendhilfe werden sie außerdem bei der Aufstellung des Hilfeplans und seiner Überprüfung beteiligt (BAR, 2019, S. 48–60).

5. Leistungsentscheidung

Der Patient hat das Recht bei der Auswahl der LE mitzuwirken (§ 8 Abs. 1 SGB IX). Im Rahmen einer Teilhabekonferenz können LE außerdem an der Vorbereitung der Leistungsentscheidung mitwirken, indem sie ihre Stellungnahmen und Feststellungen bei der Bedarfsermittlung und Teilhabeplanung äußern (BAR, 2019, S. 61–65).

6. Durchführung von Leistungen zur Teilhabe

LE haben die Pflicht ihre Leistungen individuell auf den Patienten angepasst, wirksam, wirtschaftlich und zielorientiert zu erbringen. Dabei sollte stets nach dem Motto „Hilf mir es selbst zu tun" gehandelt werden. D.h. der Patient muss aktiv an der Leistungsdurchführung beteiligt werden und steht gleichzeitig auch in der Pflicht dies im Sinne einer schnellen und erfolgreichen Genesung zu tun. Zu Beginn der Leistungsdurchführung ist es Aufgabe der LE Teilhabeziele und Leistungen in Rücksprache mit dem Patienten zu formulieren und zu konkretisieren. Diese können z.B. in Form eines Rehabilitationsplans festgehalten werden. Während der gesamten Zeit sind stets neue oder veränderte Bedarfe zu prüfen (BAR, 2019, S. 66–69).

7. Aktivitäten am Ende einer Leistung

Der LE erstellt zur Entlassung des Patienten einen Abschlussbericht. Er berät den Patienten außerdem bzgl. nachgehender Leistungen und vermittelt ihn ggf. an andere Akteure oder Beratungsstellen weiter. Unter Einverständnis des Patienten kann der LE den behandelnden Arzt und den zuständigen Reha-Träger über empfohlene oder bereits eingeleitete Maßnahmen informieren (BAR, 2019, S. 69–71)

Anlagen

Anlage 1: Fallstrukturierung nach ICF-Komponenten für die Rehabilitationspla-
nung

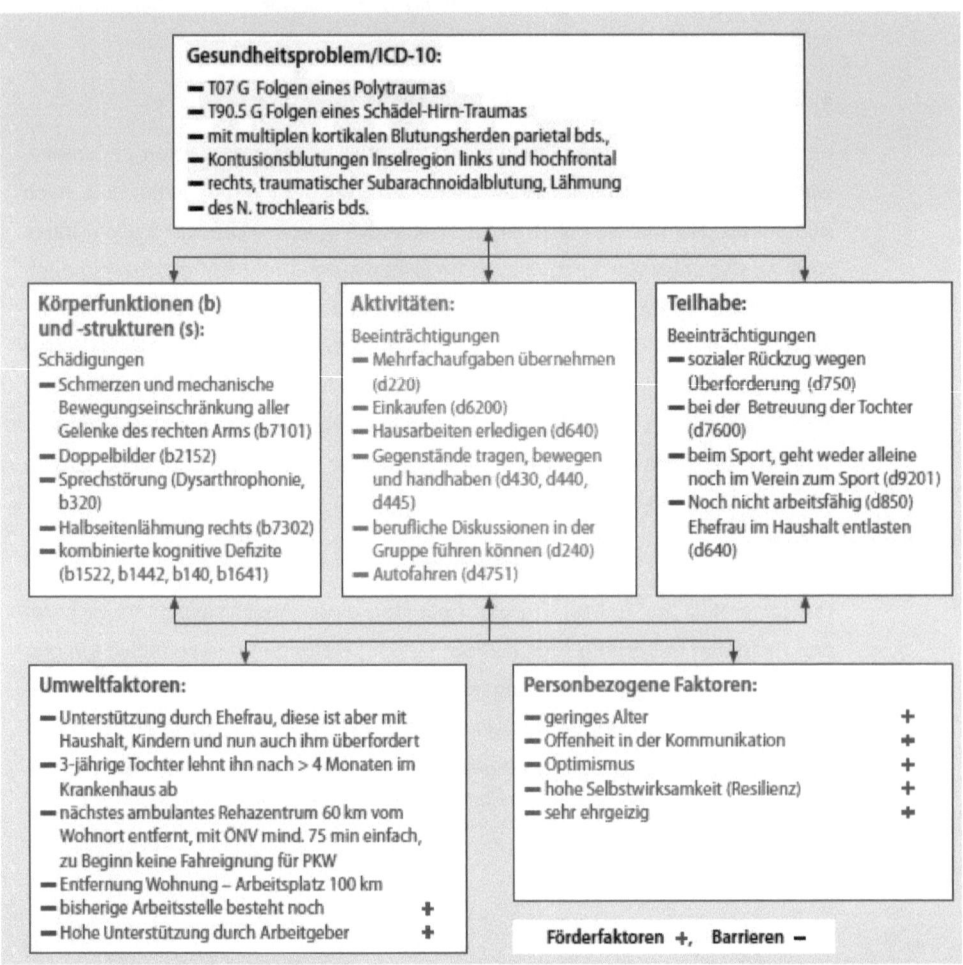

Gesundheitsproblem/ICD-10:
- T07 G Folgen eines Polytraumas
- T90.5 G Folgen eines Schädel-Hirn-Traumas
- mit multiplen kortikalen Blutungsherden parietal bds.,
- Kontusionsblutungen Inselregion links und hochfrontal
- rechts, traumatischer Subarachnoidalblutung, Lähmung
- des N. trochlearis bds.

Körperfunktionen (b) und -strukturen (s):

Schädigungen
- Schmerzen und mechanische Bewegungseinschränkung aller Gelenke des rechten Arms (b7101)
- Doppelbilder (b2152)
- Sprechstörung (Dysarthrophonie, b320)
- Halbseitenlähmung rechts (b7302)
- kombinierte kognitive Defizite (b1522, b1442, b140, b1641)

Aktivitäten:

Beeinträchtigungen
- Mehrfachaufgaben übernehmen (d220)
- Einkaufen (d6200)
- Hausarbeiten erledigen (d640)
- Gegenstände tragen, bewegen und handhaben (d430, d440, d445)
- berufliche Diskussionen in der Gruppe führen können (d240)
- Autofahren (d4751)

Teilhabe:

Beeinträchtigungen
- sozialer Rückzug wegen Überforderung (d750)
- bei der Betreuung der Tochter (d7600)
- beim Sport, geht weder alleine noch im Verein zum Sport (d9201)
- Noch nicht arbeitsfähig (d850) Ehefrau im Haushalt entlasten (d640)

Umweltfaktoren:
- Unterstützung durch Ehefrau, diese ist aber mit Haushalt, Kindern und nun auch ihm überfordert
- 3-jährige Tochter lehnt ihn nach > 4 Monaten im Krankenhaus ab
- nächstes ambulantes Rehazentrum 60 km vom Wohnort entfernt, mit ÖNV mind. 75 min einfach, zu Beginn keine Fahreignung für PKW
- Entfernung Wohnung – Arbeitsplatz 100 km
- bisherige Arbeitsstelle besteht noch ✛
- Hohe Unterstützung durch Arbeitgeber ✛

Personbezogene Faktoren:
- geringes Alter ✛
- Offenheit in der Kommunikation ✛
- Optimismus ✛
- hohe Selbstwirksamkeit (Resilienz) ✛
- sehr ehrgeizig ✛

Förderfaktoren ✛, Barrieren —

Quelle: Pichler, 2018, S. 55

Anlage 2: Frühreha-Barthel-Index (FRB)

Einstufung nach dem Frühreha-Index (FI):

	nein	ja
Intensivmedizinisch überwachungspflichtiger Zustand	0	−50
Absaugpflichtiges Tracheostoma	0	−50
Intermittierende Beatmung	0	−50
Beaufsichtigungspflichtige Orientierungsstörung	0	−50
Beaufsichtigungspflichtige Verhaltensstörung	0	−50
Schwere Verständigungsstörung	0	−25
Beaufsichtigungspflichtige Schluckstörung	0	−50
PUNKTSUMME (Minuspunkte) (max. −325 Punkte)		

Einstufung nach dem Barthel-Index (BI):

	nicht möglich	mit Unterstützung	selbst-ständig
1) Essen und Trinken	0	5	10
2) Umsteigen aus dem Rollstuhl ins Bett und umgekehrt	0	5	15
3) Persönliche Pflege (Waschen)	0	0	5
4) Benutzung der Toilette	0	5	10
5) Baden/Duschen	0	0	5
6) Gehen auf ebenem Untergrund	0	10	15
6a) Fortbewegung mit Rollstuhl auf ebenem Untergrund (nur ausfüllen wenn unter 6 „nicht möglich" angekreuzt werden musste)	0	0	5
7) Treppen steigen	0	5	10
8) An-/ und Ausziehen	0	5	10
9) Stuhlkontrolle	0	5	10
10) Harnkontrolle	0	5	10
PUNKTSUMME (Pluspunkte) (max. 100 Punkte)			

GESAMTPUNKTZAHL (Frühreha-Barthel-Index):
Beispiel: Barthel 10, Frühreha −150 = Gesamt −140 Punkte

Quelle: Rollnik, 2009, S. 16

Literaturverzeichnis

Antwerpes, F. & Hircin, E. (2018). *Sozialmedizin,* DocCheckFlexikon. Zugriff am 10.09.2020. Verfügbar unter https://flexikon.doccheck.com/de/Sozialmedizin

Baur, X. (2013). *Arbeitsmedizin.* Berlin, Heidelberg: Springer Berlin Heidelberg. https://doi.org/10.1007/978-3-642-37413-5

Bundesarbeitsgemeinschaft für Rehabilitation e.V. (Hrsg.). (2007). *Arbeitshilfe für die Rehabilitation und Teilhabe schädel-hirn-verletzter Kinder und Jugendlicher. Schriftenreihe der Bundesarbeitsgemeinschaft für Rehabilitation.* Frankfurt/ Main.

Bundesarbeitsgemeinschaft für Rehabilitation e.V. (Hrsg.). (2019). *Reha-Prozess. Gemeinsame Empfehlung.* Frankfurt/ Main. Zugriff am 26.09.2020. Verfügbar unter https://www.bar-frankfurt.de/fileadmin/dateiliste/_publikationen/reha_vereinbarungen/pdfs/GEReha-Prozess.BF01.pdf

Bundesministerium für Gesundheit und Soziales. (2014). *Arbeitsmedizin - Betrieblicher medizinischer Gesundheitsschutz.* Zugriff am 23.09.2020. Verfügbar unter https://www.bmas.de/DE/Themen/Arbeitsschutz/Gesundheit-am-Arbeitsplatz/grundsaetze-der-arbeitsmedizin.html

Cibis, W. & Thielgen, G. (2018). Konzeptionelle Grund lagen der Rehabilitation. In Bundesarbeitsgemeinschaft für Rehabilitation e.V. (BAR) (Hrsg.), *Rehabilitation. Vom Antrag bis zur Nachsorge – für Ärzte, Psychologische Psychotherapeuten und andere Gesundheitsberufe* (Springer Reference Medizin, S. 359–374). Berlin, Heidelberg: Springer Berlin Heidelberg.

Deutsche Gesellschaft für Arbeitsmedizin und Umweltmedizin.. Zugriff am 23.09.2020. Verfügbar unter https://www.dgaum.de/

Ebner, W., Gminski, R. & Zimmer, G. (2014). *Endspurt Klinik - Rechtsmedizin, Arbeitsmedizin, Umweltmedizin, Toxikologie. Skript 19* (Endspurt Klinik, Skript 19). Stuttgart: Georg Thieme Verlag.

Halber, M. (2018). *Sozialmedizin. Studienbrief Titel Nr.: 1454-01* (1. Auflage). Riedlingen: SRH Fernhochschule - The Mobile University.

Högel, J. (2014). Kohortenstudien. In C. Lenk, G. Duttge & H. Fangerau (Hrsg.), *Handbuch Ethik und Recht der Forschung am Menschen* (S. 57–60). Berlin, Heidelberg: Springer Berlin Heidelberg. https://doi.org/10.1007/978-3-642-35099-3_10

Hömberg, V. (2010). Neurologische Rehabilitation. *Der Internist* [Neurological
   rehabilitation], *51*(10), 1246, 1248-53. https://doi.org/10.1007/s00108-010-
   2624-3

IG Metall Vorstand (Hrsg.). (2009). *Arbeitsmedizin. Aufgaben und Handlungs-
   möglichkeiten im Betrieb.* Arbeitshilfe 26 (1. Auflage). Hamburg.

Kreienbrock, L., Pigeot, I. & Ahrens, W. (2012). *Epidemiologische Methoden.*
   Heidelberg: Spektrum Akademischer Verlag. https://doi.org/10.1007/978-3-
   8274-2334-4

Mehling, P. (2019). *Rehabilitation.* DocCheckFlexikon. Zugriff am 24.09.2020.
   Verfügbar unter https://flexikon.doccheck.com/de/Rehabilitation

Pichler, J. (2018). Nervensystem. In Bundesarbeitsgemeinschaft für Rehabilita-
   tion e.V. (BAR) (Hrsg.), *Rehabilitation. Vom Antrag bis zur Nachsorge – für
   Ärzte, Psychologische Psychotherapeuten und andere Gesundheitsberufe*
   (Springer Reference Medizin, S. 48–56). Berlin, Heidelberg: Springer Berlin
   Heidelberg.

Reuther, P., Hendrich, A., Kringler, W. & Vespo, E. (2012). Die neurologische
   Rehabilitations-Phase E: Nachgehende Leistungen zur sozialen (Re-)Integra-
   tion und Teilhabe - ein Kontinuum? *Die Rehabilitation* [Community-based rehabilitation and outpatient care for patients with acquired brain injury and
   chronic neurological disability in Germany: continuing support for social par-
   ticipation and re-integration in the neurological care system?], *51*(6), 424–
   430. https://doi.org/10.1055/s-0032-1327726

Robert Koch Institut. (2012). *BGS98: Bundes-Gesundheitssurvey 1998,* Robert
   Koch Institut. Zugriff am 10.09.2020. Verfügbar unter
   https://www.rki.de/DE/Content/Gesundheitsmonitoring/Stu-
   dien/Degs/bgs98/bgs98_node.html

Rollnik, J. D. (2009). Rehabilitation vor Pflege. *Heilberufe, 61*(8), 14–16.
   https://doi.org/10.1007/s00058-009-0873-z

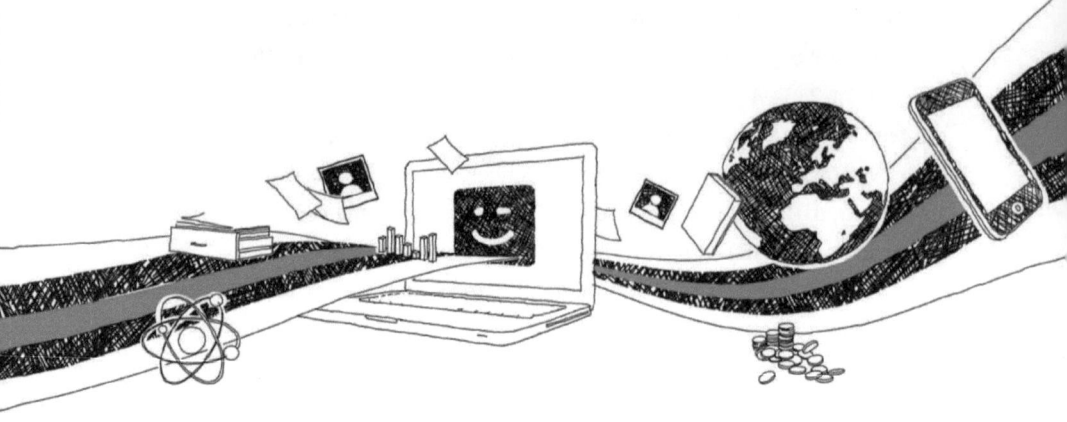
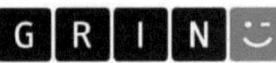